RECHERCHES

BIOGRAPHIQUES, HISTORIQUES ET MÉDICALES

SUR AMBROISE PARÉ.

RECHERCHES

BIOGRAPHIQUES, HISTORIQUES ET MÉDICALES

SUR AMBROISE PARÉ,

DE LAVAL,

Par Ambroise WILLAUME,

Docteur en Médecine,

Chirurgien principal en retraite, Membre correspondant de la Société royale de Médecine, de l'Académie Joséphine impériale de Vienne, de la Société médico-chirurgicale de Berlin, de l'Académie royale de Madrid, des Indefessi de Turin, des Sociétés des sciences et arts de Strasbourg, des Sociétés de médecine de Toulouse, Mâcon, Bruxelles, Dijon, Arras, Membre Fondateur de la Société des Sciences médicales du département de la Moselle, Membre du Jury de médecine du même département, Officier de la Légion d'Honneur, Chevalier de l'ordre du Mérite civil de Würtemberg.

Ἰητρὸς γὰρ ἀνὴρ πολλῶν ἀντάξιος ἄλλων·
Ἰούς τ'ἐκτάμνειν, ἐπί τῆπια φάρμακα πάσσειν.

Ἰλιαδ. ραψῳδία λ.

Namque aliis unus multis est æquiparandus
Vir medicus qui infixa peritè excidere cedere tela
Vulneribusque superdare mitia pharmaca novit.

Iliade, l. xi, v. 514.

ÉPERNAY,

IMPRIMERIE DE WARIN-THIERRY ET FILS,

1837.

Honneur

au

Conseil-Général du département de la Mayenne,

Qui, à une époque où la politique et l'intrigue absorbent toutes les pensées, a reporté les siennes sur un homme qui, étranger à l'une et à l'autre, et demeuré sans tache au milieu d'une cour corrompue, a bien mérité de l'humanité et de la patrie

RECHERCHES

BIOGRAPHIQUES, HISTORIQUES ET MÉDICALES

SUR AMBROISE PARÉ,

DE LAVAL.

Si chez des peuples généreux et guerriers, il suffit, autrefois, pour être cher aux humains, pour mériter leur estime et leurs préférences, d'extraire adroitement les traits, de calmer la douleur des blessures par quelqu'application bienfaisante, quels droits n'aura pas à nos hommages et à notre reconnaissance l'homme de bien et de génie qui, pendant le cours d'une vie longue et laborieuse, appliqua toutes ses facultés au perfectionnement de l'art salutaire par excellence, corrigea des procédés défectueux ou cruels, en introduisit de plus sûrs et de plus doux, combattit des erreurs funestes, fit connaître des vérités utiles, et mérita ainsi le titre de restaurateur de la chirurgie! Tel fut

Ambroise PARÉ, premier chirurgien de quatre rois (1).

Il naquit en 1510, à Laval, ancienne province du Maine, aujourd'hui chef-lieu du département de la Mayenne, durant le cours de cette épidémie catarrhale meurtrière à laquelle on donna le nom de coqueluche, parce que, dit MEZERAI, elle occupait la tête, le col et les épaules en manière de coqueluchon ou capuchon; comme si la Providence, dans l'exécution de ses grands desseins, mêlait toujours de quelque bien les grandes calamités dont il lui plaît souvent d'affliger les hommes.

On a peu de particularités sur sa famille; nous savons par lui-même qu'il eut un frère qui exerça la chirurgie à VITRÉ en Bretagne; ses parents étaient huguenots; ils l'élevèrent dans leur croyance; quoique peu fortunés, ils lui donnèrent, autant qu'ils purent, cette éducation première qui sert d'introduction à tous les genres de connaissances, et d'instruments pour les acquérir. PARÉ ayant appris à lire, écrire et calculer, fut mis en pension pour y apprendre le latin, chez un chapelain nommé ORSOY, lequel, à raison de la modicité de la somme qu'on

----

(1) Henri II, François II, Charles IX et Henri III.

lui payait pour cet enfant, tâchait de se dédom-
mager en l'employant à des travaux domesti-
ques à sa portée. Ainsi les grands hommes,
comme les grands fleuves, ont, parfois, de
biens faibles commencements.

C'est un grand et intéressant spectacle de
voir les uns et les autres, d'abord humbles et
silencieux à leur origine, donner néanmoins
quelques indices de leur grandeur future; bientôt, devenus plus imposants, éviter ou vaincre
les obstacles qu'ils rencontrent en leur cours,
enfin rapides et majestueux, répandre sur leur
passage la richesse et la vie.

Pendant qu'Ambroise poursuivait ses études
et ses occupations chez son chapelain, ne son-
geant point encore à l'état qu'il embrasserait,
Laurent Collot, le premier qui reprit les traces
de Germain Collot, lithotomiste déjà fameux
quoique fort jeune encore, vint opérer de la
pierre un des confrères du chapelain. Paré
jeune, curieux, empressé, assista au cathété-
risme et à l'opération, voulut voir et manier
tous les instruments; et, dès-lors, ne vit plus
que chirurgie; sa vocation fut décidée. S'en étant
expliqué avec ses parents, ils le mirent, à seize
ans, chez un vieux chirurgien de Laval, nommé
Vialot. Il y apprit à phlébotomiser et à pratiquer
les opérations peu importantes de la chirurgie

ministrante; on lui mit aussi entre les mains les livres de Guy de Chauliac, le seul auteur classique du temps. Bientôt Paré s'aperçut que son maître était avec lui au bout de sa science, et il le quitta pour se rendre à Paris.

Urbain Larbalestier, homme éloquent et versé dans la connaissance des auteurs latins, florissait à cette époque, en même temps que Bremeu, de Binosque et Sévérin Pineau, tous chirurgiens d'une grande expérience et d'un savoir que les médecins du temps n'osaient contester. Ces hommes célèbres donnaient des leçons au collége de Saint-Louis, tandis que l'énergique Rodolphe Lefort, doyen de ce collége, luttait contre des prétentions absurdes, et soutenait à l'université les droits de ses collègues.

Ces maîtres expliquaient les ouvrages de Lanfranc, de Guy-de-Chauliac, de Vigo et les traités de Galien sur la chirurgie. Paré suivit assidûment leurs leçons, et se livra avec tant d'ardeur à l'étude, qu'il fut bientôt en état d'occuper une place de chirurgien interne à l'hôtel-Dieu, riche alors, comme aujourd'hui, en occasions de voir et de s'instruire; l'anatomie y fut une de ses principales occupations; c'est elle, en effet, qui, de tout temps, créa les grands chirurgiens. Il nous apprend lui-même

qu'il y resta trois ans (1) : du reste, nous igno-
rons quels maîtres eurent plus particulièrement
la gloire de former un tel disciple; mais le génie
a-t-il besoin d'une éducation étrangère, et ne
fait-il pas presque toujours la sienne? Semblable
à ces matières précieuses que la terre travaille
et recèle en son sein, PARÉ se forma dans le
silence et l'obscurité, et, comme elles, il en
sortit pour briller d'un éclat qu'il ne tenait que
de lui-même.

La guerre offrait alors aux chirurgiens, indé-
pendamment des occasions de s'instruire, des
moyens de fortune assurés; les princes et les
chefs des armées recherchaient les plus habiles
et se les attachaient : on avait senti l'insuffisance
de ces jongleurs ignorants et superstitieux qui
faisaient métier de suivre les armées (2), et les
bandes et compagnies d'hommes d'armes com-
mençaient à être pourvues de chirurgiens capables.

Ce n'est guère qu'à cette époque qu'on en-
trevoit des traces d'un service chirurgical régu-
lier dans nos armées : ordinairement chaque
bande ou compagnie avait à sa suite un ou plu-

---

(1) Epitre au lecteur.

(2) *Quarta secta*, etc. V. Guy de Chauliac, *capitulum sin-
gulare.*

sieurs chirurgiens, et un caisson destiné au transport des médicaments et autres objets nécessaires aux blessés. Après la bataille de SAINT-QUENTIN, PARÉ, dénué de moyens de pansement, eut recours au caisson de l'artillerie, qu'il sut être resté intact à LAFÈRE. Dès 1517, ce corps avait un chirurgien particulier, Jean BELANGIER, que PARÉ dit avoir été un homme *de bon esprit;* les bandes françaises en avaient aussi, et il en cite plusieurs avec éloge. Quand, après les batailles, ces chirurgiens ne suffisaient pas, on en faisait venir des villes voisines; ainsi commença cette institution du service de santé militaire, si utile et si perfectionnée depuis, mais dont on n'a jamais tiré tout le parti possible, et à laquelle il y aurait de grands changements à faire pour la rendre honorable pour ceux qui s'y vouent et profitable pour ceux auxquels elle est destinée.

PARÉ avait 26 ans lorsque M. de MONTEJEAN, capitaine-général de l'infanterie, se l'attacha et l'emmena avec lui en Piémont; il y fit ses premières armes, si je puis dire. On aime à le voir débuter avec cette timidité raisonnable, compagne du mérite modeste, qu'il doit dépouiller bientôt pour n'en être pas entravé, et que n'éprouve guère l'ignorance, qui commence avec assurance et finit avec témérité.

C'est là, c'est au château de Villan, que le hasard qui, presque toujours, est pour quelque chose dans les grandes découvertes, le mit sur la voie de la véritable doctrine des plaies d'armes à feu et du traitement qui leur convient. Il n'en avait jamais vu; et sur ce point, il était, comme il le dit naïvement, *bien doux de sel* (1). Advint donc, comme chacun sait, que l'huile qu'on était dans l'usage de verser bouillante sur ces plaies pour y détruire une prétendue vénénosité, venant à lui manquer, il ne dormit point de la nuit, s'attendant à trouver le lendemain ses blessés morts empoisonnés. Il se leva de grand matin, et, contre son espérance, il les trouva plus calmes que ceux dont les plaies avaient été cautérisées, et leurs plaies en meilleur état. *Adonc se délibéra*, dit-il, *de ne jamais plus brûler si cruellement les pauvres blessés* (2).

Cet événement fut un trait de lumière pour Paré; il le conduisit à d'autres vérités, telles que l'innocuité de la poudre à canon et l'absence de la chaleur qu'elle passait pour communiquer aux corps lancés par elle. Le fait le plus commun, le plus simple, en apparence, observé

____

(1) Discours 1er sur le fait des arquebusades, p. 263, édition de 1628.

(2) *Ibidem* et apologie, *Voyage de Turin.*

(14)

avec les yeux du génie, a plus d'une fois mis sur
la voie de très-grandes découvertes; ainsi Newton, à l'aspect d'une pomme qui se détache d'un
arbre, devine la grande loi qui régit l'univers.

C'est une époque mémorable pour la plupart
des jeunes chirurgiens, que celle où, pour la
première fois, ils pratiquèrent une grande opération, et particulièrement l'amputation des
membres. Il paraît que c'est à Turin que Paré
fit sa première amputation sur un bras gangrené.
et dans l'articulation du coude. Si, après l'opération, il appliqua le cautère actuel, *n'ayant en
ce temps-là autre méthode ni façon de faire* (1),
on n'en retrouve pas moins dans toutes les précautions qu'il prit pour conserver son blessé et
combattre le tétanos dont il fut attaqué (2), les
premières lueurs des grands talents qui devaient
un jour l'illustrer.

Avide de tout ce qui pouvait augmenter ses
connaissances, Paré voyait, observait, recueillait tout : un remède de bonne femme ne lui
paraissait pas toujours à dédaigner; et l'on admire la persévérance avec laquelle il courtisa le
chirurgien de Turin pour avoir la recette de son

(1) *Ibidem.*
(2) V. liv. 12 chap. xxxvii.

baume de petits chiens, qui, assurément, n'en valait pas la peine (1).

Après cette expédition, qui dura plusieurs années, PARÉ revint à PARIS, riche de sa propre expérience et du germe de la plupart de ses idées réformatrices. Leur nouveauté excita, comme cela devait être, la critique et la curiosité. Le vieux docteur Sylvins (Jacques Dubois), qui jouissait d'un grand crédit, voulut les entendre de la bouche même de PARÉ, et ce médecin qui, selon le malin auteur de son épitaphe, n'avait jamais rien donné, sacrifia un dîner à sa curiosité (2). PARÉ lui fit l'histoire de sa découverte; la publicité qu'il leur donna en 1545 fut le signal des persécutions qu'il éprouva depuis; elle lui suscita une foule d'adversaires, à la tête desquels se montrèrent DALECHAMP, RIOLAN et GOURMELEN, le plus injuste et le plus acharné de tous. Ils l'accusèrent d'avoir copié les auteurs italiens, parce qu'il avait appris, en effet, plusieurs choses des chirurgiens de cette nation pendant ses voyages; il a été vengé de ces imputations calomnieuses, que l'envie, qui

____

(1) *Voyage de Thurin.*

(2) *Recherches sur l'orig. et les progrès de la chir.*, p. 248.

Silvius hic situs est qui nil gratis dedit unquam :
Mortuus et gratis quod legis ista dolet.

ne meurt pas toujours avec l'homme qui en a
été l'objet, a, néanmoins, répété pour ainsi dire
jusqu'à nos jours (1). Mais n'anticipons point
sur l'ordre des événements, suivons PARÉ dans
le cours de sa carrière.

En 1545, il s'attacha à M. de ROHAN en qualité de chirurgien de sa compagnie ; il fit suc-
cessivement les campagnes des années suivantes,
d'abord avec ce seigneur, puis à la suite du duc
de VENDÔME, depuis ROI DE NAVARRE, faisant en
toutes circonstances la plus heureuse application de sa nouvelle doctrine, et signalant partout sa sagacité dans la recherche des corps étrangers, et sa dextérité dans leur extraction ; ici,
suivant le grand principe qui prescrit de placer
le blessé dans l'attitude où il était lorsqu'il a
été frappé, il découvre sous l'omoplate du
duc de BRISSAC, une balle que trois ou quatre
des chirurgiens les plus experts de l'armée
avaient en vain cherchée ; là les instruments
ordinaires de la chirurgie se trouvant en défaut,
il ne craint pas d'avoir recours à des tenailles
de maréchal, pour aider maître Nicole LAVER-
NOT à extraire au duc de GUISE un fer de lance
avec portion de la hampe, qui, lui entrant sous

____

(1) *Entretiens de Clémence et d'Eudoxe*, Portal ; *Histoire
de l'anatomie et de la chirurgie*, Haller ; *Biblioth. chirurg.*

l'œil d'un côté, sortait de l'autre entre l'oreille et la nuque(1).

Lorsque les troupes rentraient dans leurs quartiers (2), PARÉ revenait à PARIS méditer sur ce qu'il avait vu et observé dans ses voyages, et consigner dans des notes les résultats de son expérience, qu'augmentait encore une clientelle nombreuse, attirée par sa réputation déjà fort étendue et la douceur de ses procédés curatifs; précieuse alternative d'activité et de repos, qui lui donnait les occasions d'amasser des matériaux, et le loisir nécessaire pour les mettre en œuvre. Cette chirurgie indépendante et énergique que l'on fait aux armées, *où l'on traiste les blessés sans fard et sans les mignarder à la façon des villes*, plaisait à PARÉ; non-seulement il y trouvait l'avantage de former le jugement et l'expérience, mais encore elle élevait son âme, par l'idée noble et vraie qu'il se faisait d'une profession où, pour me servir de ses expressions, *le gain estant éloigné, le seul honneur vous est*

---

(1) *Voyages de Perpignan et de Boulogne.*

(2) Ce prince, dit BRANTÔME, commençait ses campagnes au mois de mars et les terminait au commencement d'octobre, et pendant l'hiver envoyait ses gens de guerre aux garnisons où il était besoin, et donnait congé aux autres pour s'aller repatrier. (Bon mot qu'en l'altérant on a detourné de son acception primitive.) DISCOURS LXI.

proposé , et l'amitié de tant de braves soldats aux-
quels on sauve la vie (1).

C'est dans la campagne de 1552, que son mérite éminent et ses bons services, qui déjà l'avaient fait connaître et chérir de toute l'armée, ayant été remarqués de M. de VENDÔME, ce prince le recommanda aux bontés du ROI HENRI II, qui se l'attacha en qualité de l'un de ses chirurgiens ordinaires ; c'est l'origine de la fortune de PARÉ.

Quelle que soit la carrière qu'il choisisse, le génie, dès son entrée, y marche à grands pas, et a bientôt atteint le but. Nous venons de voir PARÉ commencer la sienne, et déjà nous voici à l'époque la plus brillante de sa vie ; il était dans toute la force de l'âge et du talent. Il s'agissait de faire passer un chirugien habile et des médicaments dans la place de METZ, où s'étaient enfermés sept princes et plusieurs seigneurs, et qu'assiégeait l'empereur CHARLES-QUINT, à la tête d'une puissante armée. PARÉ est choisi pour cette mission aussi honorable que périlleuse ; il arrive, non sans danger d'être pris par l'ennemi, et la chirurgie militaire reçoit en sa personne le plus éclatant hommage ;

---

(1) Épitre au lecteur.

il est reçu sur la brèche, embrassé, fêté par les grands et les chefs qui n'ont plus peur de mourir, disent-ils, s'il advient qu'ils soient blessés, puisqu'ils ont Paré avec eux (1).

Il est consolant pour l'humanité de voir de temps en temps, au milieu des scènes de carnage et de désolation, des âmes magnanimes accorder aux hommes dont les mains savantes en adoucissent les rigueurs, une portion de l'estime trop souvent réservée exclusivement à des arts futiles ou à des arts terribles. Après la levée du siége de Metz, Paré revint à Paris, où le Roi, satisfait de son dévouement, le récompensa, et l'assura qu'il prendrait soin de sa fortune.

Ce trait si honorable pour la chirurgie militaire, et pour Paré qui lui valut cet insigne honneur, n'est pas le moins célèbre de ce siége mémorable; l'histoire l'a recueilli avec une sorte de complaisance, et elle le transmettra à la postérité avec le nom d'Amb. Paré, qui en reçoit un tel lustre, qu'après celui du noble défenseur de la place assiégée, nous n'en voyons pas de plus grand.

____

(1) *Voyage de Metz*, en 1552. — Ce fait historique, aussi honorable pour la chirurgie que pour la mémoire de Paré, fournit à l'élégant auteur d'une *epitre sur l'espérance*, le docteur Cailleau de Bordeaux, un épisode touchant.

Nous ne pouvons nous empêcher de manifester notre étonnement, de ce que le journal de ce siége, tenu par SALIGNAC, n'ait pas fait mention de cet événement. Peut-être qu'alors, ainsi qu'il en a été depuis, tenait-on peu de cas dans les armées, de tout ce qui ne portait pas des armes, et faisait-on peu d'attention à quiconque ne savait ni intriguer ni se faire valoir, et c'était le cas de notre PARÉ.

L'année suivante ne fut pas aussi heureuse pour PARÉ. Après avoir éprouvé dans le château de Hesdin, toutes les fatigues et les privations auxquelles on peut être exposé dans une place assiégée, toutes les difficultés de circonstances dans lesquelles peut se trouver un chirurgien à la guerre, il fut fait prisonnier avec la garnison de ce château, sur la reddition duquel il est à noter qu'il fût consulté. Il n'en sortit point sans faire son profit de quelques nouvelles observations; c'est là qu'il eut occasion de remarquer l'effet de l'explosion de la poudre à canon sur les blessés; le renouvellement de la douleur et des hémorrhagies, par la violente commotion de l'air. On sait avec quelle adresse, échangeant ses habits de velours et de satin contre le méchant pourpoint d'un soldat, il se fit passer pour un des familiers de Mᵣ de MARTI-GUES, et resta à sa suite. La blessure mortelle de ce seigneur lui fournit, non sans quelque crainte de se découvrir, l'occasion de montrer ses profondes connaissances aux médecins et chirurgiens de l'EMPEREUR.

Ils conçurent pour lui autant d'estime qu'ils pensaient pouvoir en accorder à un chirurgien savant, mais obscur. L'un d'eux voulut le prendre à son service, et, pour le tenter, lui offrit de l'habiller à neuf, et de le faire voyager à cheval; le médecin de l'EMPEREUR dit du bien de lui au duc de SAVOIE, et l'engagea à s'attacher un sujet aussi distingué; la proposition en fut faite à PARÉ, qui, tout en remerciant modestement le général, répondit *qu'il avait délibéré de ne rester avec aucun étranger*; son refus ayant irrité le prince, faillit lui être funeste (1).

Sur la réputation du prisonnier, Mr de VAUDEVILLE, gouverneur de GRAVELINES, le fit demander au duc pour se faire panser par lui d'un

---

(1) « Je le remerciai bien fort de l'honneur qu'il me faisoit, et luy dis que je n'avois aucune envie de faire service aux estrangers et ennemis de ma patrie; alors il me dit que j'estois fou, et que s'il étoit prisonnier comme moy, qu'il serviroit le diable pour être mis en liberté; enfin je lui dis tout à plat que je ne voulois point demeurer avec lui. »

« Cette mienne response entendüe par le duc de Savoie, il se choléra aucunement, et dit qu'il me falloit envoyer aux galères.

ulcère variqueux qu'il portait à la jambe, et s'engagea à lui donner sa liberté, sans rançon, s'il parvenait à le guérir. Il y réussit, et le gouverneur tint sa promesse. C'est ainsi que l'homme à caractère, et qui a l'esprit fertile en expédients, sait tirer parti des circonstances, en apparence les plus défavorables, et qu'en certaines occasions, le savoir et le talent sont une ressource plus assurée que la fortune et les dignités.

Paré, dans l'histoire de cette cure, nous trace de main de maître les règles générales de la curation de cette sorte d'ulceres; régime, compression, pansements rares, inconvénient d'absterger trop exactement l'ulcère, rien n'est oublié. Dès qu'il fut libre, il se rendit près du Roi, qui le revit avec plaisir, et auquel il donna quelques renseignements sur les dispositions de l'ennemi. On peut juger du cas que faisait ce prince d'un tel serviteur, par l'attention délicate qu'il eut de faire écrire à la femme de Paré, par M. de Goguier son premier médecin, pour la rassurer du sort de son mari (1).

____

(1) *Voyage de Hesdin en* 1553. — «C'estoit à qui m'auroit et me portoient comme un corps sainct, ne touchant du pied en terre, malgré les uns et les autres».

Ce n'est pas la seule circonstance où Paré montra l'élévation

Le Roi, pour le récompenser, l'avait fait conseiller et premier chirurgien. Ce prince ayant été blessé dans un tournoi, d'un coup de tronçon de lance dans l'œil, mourut de cette blessure, le 10 juillet 1559. Paré ne nous dit rien de cet accident pour lequel Philippe II, Roi d'Espagne, alors dans les Pays-Bas, envoya Vésale à Henri. Paré, était vraisemblablement, à cette époque, à l'armée de Picardie; comment ne revint-il point en toute hâte à Paris? ce point est difficile à éclaircir. Quoi qu'il en soit, il occupa le même emploi près de François II, dont le règne fut aussi malheureux que court. La maladie obscure qui termina les jours de ce prince, donna vraisemblablement à Paré bien des inquiétudes et des tourments. Nous voyons dans Mézerai, que les Guises qui régnaient sous le nom de ce Roi, craignant de perdre leur crédit par sa mort, « *tantôt conjuraient les médecins, tantôt les menaçaient, comme*

---

et l'indépendance de son caractère. Plus tard, le seigneur de Vaudeville, gouverneur de Gravelines pour l'empereur, satisfait des soins que lui avait donnés notre illustre chirurgien, lui fit donner en manière de décoration, *une grande écharpe rouge qu'il lui commanda de porter.* « Je puis dire que j'en »estois autant joyeux, dit Paré, comme un chien à qui on » baille un tribat, de peur qu'il n'aille aux vignes manger les »raisins. » *Apol. et voyages*, page 795.

s'il eût dépendu de leur art de l'empêcher de mourir ». PARÉ s'est tû sur ce point, peut-être par prudence, peut-être par devoir. Le bon AMBROISE, pleurant, accompagna le corps de son maître, que conduisirent, sans pompe, à St-Denis, trois autres fidèles serviteurs, ses deux anciens gouverneurs, de SAUSAC et LABROSSE, et l'évêque GAILLARD.

Ces temps de troubles et de désastres fournirent à PARÉ des occasions fréquentes d'exercer son activité et ses talents. Non-seulement il suivait le ROI dans ses expéditions et ses voyages, mais encore souvent il était envoyé, soit dans les villes où s'étaient retirés les blessés après les batailles, soit vers des personnages de marque, qui réclamaient ses soins. C'est ainsi qu'il alla à la FÈRE après la désastreuse bataille de ST.-QUENTIN, à DOURLAN, à BOURGES, au HAVRE, à ROUEN; partout il était reçu comme un libérateur, comme un ange tutélaire. Dans le récit de son voyage en cette dernière ville, il nous donne, à l'occasion de l'histoire de la blessure malheureuse du ROI de NAVARRE, une nouvelle preuve de la pénétration de son esprit, et de la sûreté de son pronostic (1). Il y a appa-

---

(1) *Voyage de Rouen.* Apologie.

rence qu'il ne nous a pas transmis tous les signes sur lesquels il le fonda en cette circonstance; car il est certain que le cas qui, bien que fort rare, se présenta néanmoins à lui quelques années après, dans la personne du comte RHIN-GRAVE PHILIBERT, n'est pas mortel par lui-même, et ne l'a été chez ces deux blessés, que par le désordre considérable de l'articulation et la lésion grave du plexus brachial; peut-être même, ne l'est-il devenu chez Antoine de BOURBON, que par son intempérance et ses folies (1).

Quoi qu'il en soit, un illustre chirurgien militaire, digne émule du grand homme dont nous honorons la mémoire, a dit quelque part : « Si » cette prédiction, toute sinistre qu'elle était, » couvrit de gloire notre célèbre maître, quel » honneur ne lui eussent pas fait l'extraction de » la balle et le salut du prince? Mais l'art n'était » pas encore parvenu au degré de hardiesse » qu'eût exigé une telle entreprise; peut-être la » tenterait-on aujourd'hui; peut-être oserait-on, » après avoir calculé la profondeur de la balle,

---

(1) « Il avait auprès de lui deux médecins, Vincent Lauré et Raphaël Taille-vis-Mezières; celui-là l'entretenait de jolis contes, et lui permettait de se réjouir plus qu'il n'eût dû, de sorte qu'il se divertissait à voir le berlan et le bal dans sa chambre; et une certaine fille de la reine, nommée DU ROUET, le visitait au préjudice de sa santé; ainsi son intempérance lui causa la fièvre. » MÉZERAI.

» lui ouvrir une issue en trépanant vis-à-vis le
» lieu où la sonde en rapporterait le siége. Il
» me semble, du moins, que j'aurais cette
» audace chirurgicale, si le désordre mortel
» de l'articulation ne me l'interdisait absolu-
» ment (1). »

Les guerres continuelles des règnes sous lesquels vécut Paré, durent le tenir constamment
en haleine. Il est vraisemblable qu'il ne nous a
raconté que les plus intéressants de ses voyages.
En 1565, il accompagna le Roi Charles IX à
Lyon et dans le midi du royaume que ravageait
une peste affeuse; il faillit être suffoqué pour
avoir découvert imprudemment un pestiféré (2).
Ses lumières et ses conseils furent sans doute
fort útiles dans les lieux frappés de ce fléau, dont
il trouve la cause dans la putréfaction des cadavres, et surtout des cadavres humains. Le
dernier de ses voyages, au moins dans l'ordre
chronologique, est celui de Montcontour. Plusieurs seigneurs étrangers commandant les troupes alliées ayant été blessés à la bataille de ce
nom, Paré fut chargé de les traiter et les guérit.
Sa réputation s'étendit hors du royaume; c'était
une faveur insigne d'obtenir du Roi qu'il en-

---

(1) Percy, *Manuel du chirurgien d'armée*, p. 160.
(2) *Liv. de la peste*, chap. 13.

voyât son premier chirurgien ; aussi, était-il traité avec la plus grande distinction ; non-seulement il était fêté et honoré par ceux qui lui devaient leur guérison, mais encore dans les villes par lesquelles il passait, les principaux habitants s'empressaient de le recevoir et de lui faire fête (1). Ainsi commença la brillante réputation dont jouit la chirurgie française dans les pays étrangers ; elle a été telle depuis ce temps, que nos grands chirurgiens ont souvent été appelés par les princes et les souverains, tels autrefois J.-L. Petit qui fut appelé à Varsovie ; tels, de nos jours, les Dupuytren, les Civiale, les Lallemand, etc., etc.

La renommée amène ordinairement la fortune ; Paré, quoique désintéressé, dut en amasser une assez considérable pour le temps où le luxe et la somptuosité n'avaient point encore envahi toutes les classes de la société : les vieux praticiens de la capitale faisaient encore leurs visites montés sur des mules, et le premier chirurgien lui-même n'allait qu'à cheval. Il avançait en âge, et il paraît qu'il ne sortit plus guère de Paris, où il jouissait de ce double fruit de ses travaux, passant à juste titre pour le plus habile chirurgien de son temps et pour un

---

(1) *Voyages de Montcontour et de Flandres.* Apol.

bon citoyen. Il ne se faisait point de cure importante et difficile sans que *sa main ou son conseil n'y fût requis* (1). Sa réputation n'était pas moins bien établie à la cour qu'à la ville : les seigneurs que traitait Paré appelaient ses tisanes de l'ambroisie. Je vis d'Ambroisie, disait un jour à Henri III, Saint-Maigrin son mignon, que Paré traitait d'un certain mal.

Il est vraisemblable qu'il fut chargé de plusieurs cures sur lesquelles sa prudence et sa discrétion lui ont prescrit le silence ; car les assassinats politiques et la fureur des duels, l'une des calamités des règnes sous lesquels il vécut, le firent appeler fréquemment dans des circonstances dont, en effet, il eût été difficile de parler sans déplaire à l'un ou l'autre parti, et peut-être à tous deux, ou sans réveiller des haines assoupies et rappeler des malheurs oubliés. Ainsi il ne nous a rien dit de la blessure de l'amiral de Coligny dans le pansement de laquelle le public, alors comme de tout temps, prompt à accuser les médecins, et après lui des historiens du temps (2), prétendirent que Paré fit beaucoup souffrir l'amiral en s'y prenant à trois fois pour achever, avec des ciseaux, la

---

(1) Epitre au lecteur.
(2) De Thou et Mézerai.

séparation du doigt que lui avait brisé le coup d'arquebuse de l'assassin de MAUREVEL : des restes de tendons insensibles, comme on sait, résistèrent, sans doute , aux ciseaux que des spectateurs appitoyés prétendirent avoir été mal afilés. Il est certain que le bistouri eût opéré plus nettement et plus promptement cette résection , comme le prouvent l'expérience et l'auteur du mémoire académique sur les ciseaux (le célèbre PERCY). Nous ne savons non plus s'il fut appelé au secours de ces jeunes forcenés qui, trois contre trois, s'entr'égorgèrent dans ce fameux duel qui causa tant de chagrin à HENRI III; l'attachement du ROI pour l'un des champions, son mignon QUÉLUS, qui y fut cruellement maltraité, était tel qu'il promit 100,000 écus au chirurgien qui le soignait, s'il parvenait à le guérir (1). Il y a tout lieu de croire que ce chirurgien n'était pas le sévère et respectable PARÉ; il ne convenait pas à la circonstance , et la circonstance ne lui convenait pas davantage. D'ailleurs, fatigué des abominations de ces cours infâmes, il s'en était retiré un an après l'avénement de HENRI III. Mais revenons :

Malgré les persécutions qu'exerçait la cour

---

(1) Mézerai.

contre ceux de sa religion, il y avait persisté, persuadé qu'il était qu'aucune d'elles n'empêche d'être honnête homme celui qui en a les senti- ments dans le cœur; c'était sa profession de foi, comme celle du bon Henri IV, qu'il eût été si digne de servir. CATHERINE de MÉDICIS ayant demandé un jour à PARÉ s'il s'attendait à être sauvé dans l'autre monde : « *Oui, certes, ma- dame, lui répondit-il, parce que fais ce que je peux pour être brave homme dans celui-ci, et que* DIEU *est miséricordieux, entendant bien toutes les langues, et de même content qu'on le prie en fran- çais ou en latin.* » LA REINE fut frappée de cette réponse, dont elle se souvint quand on lui an- nonça que la bataille de DREUX était perdue; l'on sait qu'elle dit : « *Eh bien, nous entendrons la messe en français.* »

CHARLES IX avait éprouvé sur lui-même l'ha- bileté de son premier chirurgien : ses méde- cins lui ayant prescrit une saignée, on appela, pour la pratiquer, un de ses chirurgiens ordi- naires, qui avait, par dessus tous, la réputation de bien saigner; cependant le tendon, disent les historiens, plus vraisemblablement un filet nerveux, fut piqué; ce fut Antoine Portail qui eut ce malheur; PARÉ, qui, par délicatesse, tait son nom en nous racontant le fait, consola son confrère et l'excusa si heureusement qu'il ne fut pas disgracié, puisqu'il devint, par la suite, premier chirurgien de HENRI III. PARÉ sut, par l'application du bandage roulé sur tout le membre et l'instillation de l'huile de térébenthine chaude dans la piqûre, prévenir des accidents qui pouvaient devenir funestes, et contre lesquels il avait d'avance pris son parti en grand chirurgien : il conserva ainsi à son maître un bras dont il devait, plus tard, faire un si cruel usage. La reconnaissance entra, néanmoins, dans l'âme de ce prince, car il le sauva de l'affreux massacre (24 août 1572) qui flétrira à jamais sa mémoire, quoiqu'il doive être imputé à sa cour abominable plus qu'à lui-même. PARÉ fut seul excepté de la proscription générale. « *Il n'en voulut jamais sauver aucun,* » *dit* BRANTOME, *sinon maître Ambroise* PARÉ, » *son premier chirurgien et le premier de la chré-* » *tienté, et l'envoya quérir et venir le soir dans* » *sa chambre et garderobe, lui commandant de* » *n'en bouger; et disoit à quelques-uns de ses* » *cruels conseillers qui murmuroient de cette ex-* » *ception, qu'il n'estoit raisonnable qu'un qui* » *pouvoit servir à tout un petit monde, fust ainsi* » *massacré* (1). » Ce trait console quelque peu

---

(1) Discours 83e.

l'esprit révolté de la conduite atroce de ce prince
en cette horrible circonstance.

Durant les discordes civiles, où l'autorité est
souvent en butte aux séditieux, l'esprit du temps
prend une certaine habitude d'indépendance
qui donne de la liberté à l'expression : on connaît le ton frondeur de la plupart des écrivains
des temps dont nous parlons. Sully nous raconte dans ses économies (tome 1) que, le lendemain de la S.-Barthelemi, Charles IX « ayant
» tiré à part maistre Ambroise Paré, son premier
» chirurgien, qu'il aimoit infiniment et avec telle
» familiarité (quoiqu'il fust de la religion) que,
» comme il lui eust dit que c'estoit maintenant
» qu'il falloit être catholique, il lui répondit d'un
» ton très-décidé : Par la lumière de Dieu! je
» crois qu'il vous souvient bien, Sire, m'avoir
» promis (afin que je ne vous désobéisse ja-
» mais) de ne me commander aussi jamais
» quatre choses ; à sçavoir, de rentrer dans le
» ventre de ma mère, de me trouver en une
» bataille ou combat ; de quitter votre service,
» ny aller à la messe. » Paré avait d'ailleurs sur
l'esprit de son maître l'ascendant que donnent
l'âge, des services et des vertus ; il jouissait de
sa confiance et logeait même dans son palais.
Ce Prince qui, peut-être, ne fut cruel que
parce qu'on le rendit tel, se sentant tourmenté

de remords quelque temps après le massacre, fit appeler PARÉ, lui confia le trouble de son âme. « AMBROISE, lui dit-il, *je ne sais ce qui* » *m'est survenu depuis deux ou trois jours, mais* » *je me trouve l'esprit et le corps grandement* » *émeus, voire, tout ainsi que si j'avois la fièvre,* » *me semblant à tout moment, aussi bien veillant* » *que dormant, que ces corps massacrés se présen-* » *tent à moi, les faces hideuses et couvertes de* » *sang : je voudrois que l'on n'y eust pas compris* » *les imbécilles et innocents.* » PARÉ profitant habilement de cette occasion, et du repentir du Roi, tout en lui parlant de sa santé, lui conseilla de faire cesser les massacres, et de révoquer les ordres sanglants envoyés dans les provinces. Les mémoires du temps assurent que la fin de ces horreurs fut, en partie, le fruit de cette conversation.

On sait que peu de temps après, ce prince succomba à une maladie affreuse, qui fut regardée comme un châtiment du ciel (31 mai 1574). PARÉ continua ses services près de HENRI III. Au milieu de cette cour aussi dissolue que superstitieuse et cruelle, il sut conserver la considération et la confiance de tout ce qui restait de grand et d'estimable, et on les lui témoignait hautement. BUSSY-D'AMBOISE, qui s'y signalait par son caractère hautain et pointilleux, descendant un matin avec Paré des appartements du Roi, un huissier vint de la part de S. M. appeler Ambroise; Bussy entendit d'Amboise, et croyant que c'était lui que le Roi appelait, s'empressa d'entrer chez S. M.; mais c'était le chirurgien que le Roi mandait. Les courtisans ayant ri de cette méprise, Bussy leur dit : « *Si je* » *n'étois pas* d'Amboise, *je voudrois être* Am-» broise; *il n'est nul homme dont je fasse plus* » *de cas.* » Il eut souvent à gémir des folies de tout genre dont il était témoin, et dont quelquefois il eût été victime, s'il n'eût su se tenir à sa place, et repousser avec fierté, tantôt par une répartie noble et spirituelle, tantôt par un silence expressif, les quolibets des fades mignons ou les sots propos des grossiers barons, enfin, tout ce qui pouvait blesser son honneur et sa délicatesse; moyen toujours plus sûr d'être estimé des grands, que de leur faire une cour basse et servile. Il en fit un jour l'épreuve : on exigeait de lui quelque chose de vil, il s'agissait de chiens malades; Paré alla chercher un valet de meute, nommé Jolibois, et se retira; le Roi ne l'en appela pas moins le lendemain *mon cher* Ambroise.

Avec une conduite si prudente et si sage, il ne fut pas tout-à-fait exempt des soucis et des peines qui assiégent ceux que des emplois émi-

nents approchent des princes et des souverains.
Il s'attacha sincèrement à ses maîtres, et eut
souvent la douleur de les voir environnés d'ennemis secrets et puissants; bien plus, il eut celle
de s'entendre proposer de servir leurs projets
criminels. « *Vous me condamnez à pleurer le reste*
» *de ma vie, que vous m'ayez cru capable d'une*
» *telle action*, répondit-il un jour à une proposi-
» tion de ce genre, que lui faisait une grande
» princesse. »

Dans les loisirs que lui avaient laissé les occupations de son état et les guerres, malheureu-
sement trop fréquentes en ces temps désastreux,
PARÉ avait publié plusieurs traités particuliers.
1° *Sur les plaies d'arquebuses*, en 1545. Cet ouvrage remarquable par la nouveauté des idées,
fut bien accueilli, non-seulement en France,
mais encore chez l'étranger; l'auteur en fit, par
la suite, deux éditions, qu'il augmenta et enri-
chit chaque fois; la première en 1552, la se-
conde en 1564. 2° Un traité sous le titre de
Briefve collection de l'administration anatomi-
que, en 1549; il y fit preuve d'un savoir, que
Jean RIOLAN, ce fougueux ennemi de la chirurgie et des chirurgiens, lui a envain contesté
dans ses virulentes diatribes (1). 3° *Une méthode*

____

(1) Jean RIOLAN, naturellement porté à la critique, n'a pas

curative des playes et fractures de la tête humaine, avec les portraits des instruments nécessaires pour la curation d'icelles, en 1561, in-4°. En 1573, deux livres de chirurgie, de la génération de l'homme, et manière d'extraire les enfants du ventre de leur mère ; enfin, plusieurs autres traités moins importants. Le traité de la génération avait été censuré par la faculté de médecine, pour le style naïf et même un peu libre dont il était écrit ; l'auteur s'était exprimé *trop grassement*, dit BAYLE : PARÉ, dont la chasteté était plutôt dans le cœur que dans l'expression, fut obligé de faire disparaître celles qui avaient blessé les oreilles délicates des docteurs.

Pour transmettre plus sûrement à la postérité le résultat d'une expérience de 45 ans, PARÉ sentant le poids de l'âge, *œtate gravis*, dit l'*index funereus* ; PARÉ réunit ces différents

---

épargné PARÉ dans ses divers ouvrages. Après s'être complu à découvrir quelques erreurs dans les œuvres d'AMBROISE, il s'écrie avec une sorte d'orgueil et de satisfaction : qu'on juge maintenant, par l'ignorance du plus savant d'entre les chirurgiens, quelle suffisance et doctrine peut avoir le reste en anatomie. Toute cette diatribe était dirigée contre HABICOT, avec lequel RIOLAN était en discussion très-passionnée sur un sujet qui n'en valait pas la peine : *La gigantologie*. Ce grand anatomiste fut convaincu lui-même par son antagoniste, d'inexactitude dans la description du larynx.

traités, et les lia entre eux, de manière à en faire un corps complet de chirurgie, qu'il dédia à HENRI III en 1579 (1). Il écrivit en français, par un sentiment de patriotisme, et pour rendre hommage à sa langue maternelle, *laquelle*, dit-il, *est autant noble que nulle autre étrangère.* Quelques contemporains, incapables d'apprécier de si nobles motifs, l'en blâmèrent, et l'accusèrent d'avoir divulgué les procédés de la chirurgie, comme s'il n'y avait pas, non-seulement de la droiture d'esprit, mais encore une sorte de grandeur d'âme à dépouiller d'une fausse dignité la science que l'on professe, lorsqu'elle peut briller de son propre éclat. Les médecins surtout, lui reprochèrent d'avoir passé les limites de la chirurgie, en insérant dans sa collection un traité des fièvres, et avili la médecine en la mettant à la portée du vulgaire. Il les apaisa en exaltant l'importance de cette science divine, et le savoir de ceux qui la cultivaient.

Le livre de PARÉ mit le comble à sa gloire, et couronna une suite de travaux si utiles; il fut traduit en diverses langues, et répandit en Eu-

______

(1) PARÉ sentait déjà l'inconvénient de la multitude des livres de médecine. (V. *ép. au lecteur.*) Qu'eût-il dit, s'il eût vécu de notre temps !

ROPE les idées neuves, et la saine doctrine de son illustre auteur; il fit révolution dans l'art qu'il aggrandit, et marquera à jamais dans ses annales, une de ses plus brillantes époques. Avant de pénétrer dans cette mine aussi profonde que riche, jetons un coup d'œil sur l'état de la chirurgie avant PARÉ.

Après avoir éprouvé diverses fortunes, et triomphé plus d'une fois des obstacles de tout genre, qu'opposait à ses destinées une trop longue rivalité, la force de l'opinion publique, le mérite et le crédit de quelques hommes célèbres, l'avaient enfin élevée au rang qu'elle doit occuper, et lui avaient assuré la protection des souverains et des tribunaux; elle en jouissait en paix. Les chirurgiens du COLLÉGE S.-LOUIS, qu'avait fondé PITARD, et que l'heureux VAVASSEUR soutenait de son crédit, formaient des élèves, dont quelques-uns devaient un jour devenir dignes d'eux, et les surpasser. Nous avons vu plus haut les noms de quelques-uns de ces hommes célèbres.

Quant à la science elle-même, embarrassée par les subtilités péripatéticiennes et le galénisme outré des Arabes, elle avait fait peu de progrès réels depuis ces derniers, dont les livres traduits et commentés servaient encore de base à l'enseignement. La doctrine des tumeurs était fort imparfaite, et la nature de plusieurs maladies appartenant à cette classe, était même entièrement ignorée, telles que certains déplacements des viscères en général ; les anévrismes, les tumeurs salivaires, quelques maladies des articulations. Le traitement des plaies et des ulcères était livré à l'empirisme et à la routine, ou basé sur des distinctions imaginaires ; la théorie des plaies de tête, surtout, quoique débrouillée par les travaux de quelques Italiens, et particulièrement de BÉRANGER de CARPI, offrait encore beaucoup d'obscurités et de contradictions.

Des idées fausses sur la nature des plaies d'armes à feu, que l'on avait cependant occasion d'observer depuis plus d'un siècle, avaient fait adopter un mode de traitement aussi meurtrier que cruel, qui dominait encore, quoique déjà quelques hommes d'un sens droit se fussent frayés une autre route, tel, entre autres, ce DOUBLET, chirurgien de M. de NEMOURS, qui, au rapport de BRANTÔME, *faisait à* METZ, *durant le siége, d'étranges cures avec du simple linge blanc, et belle eau simple, venant de la fontaine ou du puits* (1). Dans les fractures et les luxations,

---

(1) « Mais sur cela il s'aydait de sortyléges et paroles char-
» mées, ajoute cet écrivain peu crédule cependant ; et un cha-

un emploi trop familier et mal entendu des lacs
et des machines; l'art des bandages, partie si
importante de la chirurgie, à peine ébauché,
c'est-à-dire, à peu près dans l'état où l'avaient
laissé les Grecs; plusieurs opérations inconnues
ou tombées en désuétude, et qu'on n'osait pas
renouveler, quoique moins effrayantes que tous
les procédés bizarres par lesquels on s'imaginait
remédier aux hernies inguinales, jusqu'alors inconnues dans leur structure et leur mécanisme;
l'opération de la taille bornée à ce qu'en savaient
les Grecs, et la méthode défectueuse du grand
appareil encore peu connue, malgré les recherches des deux premiers COLLOT; de Jean de
ROMANI et de MARIANO-SANCTO; les maladies de
la vessie, de l'urètre et de la prostate, à peine
entrevues, et couvertes encore d'une profonde
obscurité; la manœuvre aussi grossière que
cruelle de l'amputation des membres, le feu ou
les caustiques opposés à l'hémorrhagie qui la
suit, et la ligature des vaisseaux, tombée dans
l'oubli; telles sont les parties de la chirurgie
qui appelaient plus particulièrement la réforme
ou la lumière, et sur lesquelles notre illustre
chirurgien exerça son génie. On en retrouve
aussi l'empreinte dans un exposé court et sub-

» cun alloit à luy, bien qu'y fust maître Ambroise PARÉ, tant
» renommé, et tenu le premier de son tems. » Disc. 82.

stantiel des principales opérations qui se pra-
tiquent sur les yeux, partie de la chirurgie dans
laquelle il a encore été surpassé par GUILLE-
MEAU, son élève. Dans un cas d'abcès de l'œil,
il ne craignit point d'y porter le fer pour donner issue au liquide étranger, dont l'accumula-
tion pouvait entraîner la perte de cet organe et
celle du malade. Il a vu, sans pouvoir l'expliquer, comme nous, par l'absorption ; la dispa-
rition graduelle et complète des fragments du
crystallin brisé sous l'aiguille qui devait le dé-
primer, ainsi que celle du fluide blanc qui cons-
titue ce qu'on a appelé cataracte laiteuse. SCARPA
rend cette justice à notre grand chirurgien, que
personne avant lui, n'avait donné le conseil important à suivre après la dépression du crystallin, de le maintenir en place pendant quelques
secondes, tandis qu'on engage l'opéré à diriger
vers le ciel l'œil malade « *la tenant sujecte de l'ai-*
» guille pendant l'espace de dire une patenostre ou
» environ. »

Guidé par un esprit supérieur, il sentit bientôt tout le vide de la physique et de la philoso-
phie de son siècle. Plein de respect pour les
anciens, et d'égards pour ses contemporains, il
n'adopta les opinions des uns et des autres, qu'autant qu'elles lui parurent conformes à la raison
et à son expérience. Né avec un sens droit, il vit

les faits tels qu'ils étaient, sut les lier entre eux, et en tirer des conséquences qui l'amenèrent aux découvertes qui l'ont illustré. Il les exposa avec simplicité et bonne foi, qualités rares alors, et d'un ton de modestie qui contrastait avec l'arrogance de la plupart de ses adversaires. Voyons dans la collection qu'il fit lui-même de ses œuvres, ses principaux titres à la gloire.

Quand on considère avec quelle lenteur marchent les sciences pratiques, combien elles diffèrent en cela des théories, qu'un seul homme de génie peut quelquefois pousser très-loin, on ne verra pas, sans admiration, les progrès considérables que Paré fit faire à la chirurgie. Après une courte exposition des principes et quelques généralités physiologiques, conformes à la physique d'alors, il donne, selon l'usage du temps, une description assez étendue du corps humain; il suit ordinairement Vésale. Ensuite, il traite savamment des tumeurs, en signale quelques-unes, encore peu ou point connues, telles qu'une hydrocèle, chez une jeune fille de 7 ans, espèce de kyste séreux développé dans le tissu cellulaire qui entoure le ligament rond, et qu'on n'a bien observée que dans ces derniers temps (1); un fungus de la dure-mère;

____

(1) *V.* Desault. *Journal de chirurgie*, tome 1, page 251; et *man. de la société méd. d'émulation*, tome iii, page 231.

(43)

une concrétion calcaire, trouvée dans la ma-
melle d'une dame après sa mort, cas rencontré
depuis par l'illustre Morgagni, par Haller, et
que nous avons aussi observé (1). On trouve,
pour la première fois, dans ses œuvres (2),
deux exemples de ces petits ganglions nerveux
accidentels, développés sous la peau, et si dou-
loureux, que la moindre pression excite des
convulsions, dont très-peu d'auteurs avaient
parlé, quand Cheselden, Camper, Chaussier,
Petit de Lyon et Descot en ont dit quelque
chose, et que l'on a désignés sous le titre de
Névrome, bien que, selon Dupuytren, ils soient
de nature fibro-celluleuse et n'aient rien de
commun avec les nerfs (3). Paré les détruisit
par l'application du feu. En parlant du cancer
des lèvres il trace habilement le procédé le plus
convenable pour son extirpation, procédé qu'on
n'a fait que perfectionner depuis : il cerne la
tumeur par deux incisions, et l'enlève avec la
partie qui en est le siége ; il rejette l'application
subséquente du cautère actuel, et réunit, comme

____

(1) Morgagni, *De sedibus et caus. morb.* Epist. 50. Haller,
Opuscula patholog.
(2) Liv. xviii, des gouttes, ch. 3.
(3) *Leçons orales*, tome i, page 536.

dans l'opération du bec de lièvre (1), dont, soit dit en passant, personne n'avait parlé avant lui depuis les Arabes. A la suite des excisions, la perte de substance est-elle considérable, il veut que l'on fasse de chaque côté une incision à la peau, pour faciliter son allongement, expédient auquel on est revenu dans ces derniers temps.

A l'article des anévrismes, il note un fait d'anatomie pathologique confirmé depuis, savoir : l'impression du virus syphilitique et des traitements mercuriels sur les gros troncs artériels et la formation des anévrismes qui en est la suite (2); il attribue l'absence, non des pulsations, mais du bruissement, à la grandeur de l'ouverture des tuniques artérielles. Il a connu la formation du caillot qui bouche la plaie faite à une artère, et éloigne quelquefois pour long-temps la diffusion du sang dans la tunique celluleuse. Il admire avec raison *cette grande providence de nature, chambrière du grand Dieu,* qui oppose une digue à l'effort du sang. On a prétendu qu'il avait indiqué, assez confusément, il est vrai, le procédé d'ANEL, que GUILLEMEAU,

---

(1) Livre vii, chap. xxxi.
(2) Livre vii, chap. xxxiv.

son disciple, a décrit clairement. Mais le passage sur lequel on se fonda n'a pas trait au procédé dont il s'agit, mais seulement aux plaies artérielles; il fait un emploi raisonné et méthodique du feu après l'excision de l'épulis entretenu par la carie de l'os maxillaire, et s'adopte pour la ligature de la luette relâchée, ainsi que celle des polypes, deux instruments inventés par Castellan, l'un des médecins ordinaires du Roi. Il avait inventé le serre-nœud que Desault, deux siècles plus tard, ajouta à ses instruments pour la ligature des polypes.

Paré est un des premiers qui ait traité raisonnablement des hernies depuis Lanfranc (1); l'un et l'autre s'élèvent avec force contre la plupart des opérations absurdes et cruelles par lesquelles on attaquait le cordon spermatique dans l'intention de fermer aux intestins le passage dans les bourses, et dont le moindre des inconvénients était d'entraîner la perte du testicule. Paré détaille savamment tous les dangers de ces entreprises aussi inutiles que meurtrières, puisqu'un brayer suffit pour contenir la hernie; il oppose aux accidents de l'étranglement, dont

---

(1) Lanfranc. *Chirurgia. Doctrina* iii, *tractatus* iii, *cap.* vii, *de hernia testiculorum.*

.it a bien connu le mécanisme, les cataplasmes, les lavements purgatifs, la position, le taxis, et enfin, quand tous ces moyens ont été employés en vain, l'opération, si perfectionnée de nos jours, qu'imagina FRANCO, et qu'il publia en 1556. Cherchant toujours à s'éclairer des lumières de l'anatomie pathologique, il veut voir sur le cadavre d'un prêtre de Saint-André-des-Arcs, qui avait été guéri radicalement d'une hernie scrotale par l'usage du brayer, « *Quel bastiment* » *nature avait fait en la voye où les intestins des-* » *cendent* (1) »; il trouve *une substance adipeuse*, probablement une portion d'épiploon adhérente à l'ouverture de l'anneau qu'elle fermait, et se récrie, à ce sujet, sur les étonnantes ressources que déploie la nature lorsqu'elle est aidée à propos. Il a soin d'avertir le jeune chirurgien, que le testicule reste quelquefois dans le ventre long-temps après la naissance, et forme ensuite, dans l'anneau, une tumeur douloureuse sur la nature de laquelle il est dangereux de se méprendre (2); il le prémunit aussi contre les signes fallacieux de fluctuation, que présentent quelquefois certains engorgements de

____

(1) Livre vm, chap. xv.
(2) Liv. vm, ch. xvm.

l'articulation du genou (1), ainsi que sur la nécessité d'ouvrir de bonne heure les phlegmons du fondement, *la tumeur, dit-il, étant encore verdelette.*

PARÉ traite ensuite des plaies, en général ; il fait sur leur diagnostic, leur prognostic et leurs traitements particuliers les réflexions les plus judicieuses. C'est particulièrement dans le chapitre des plaies de tête que brille toute sa sagacité ; il apprécie par l'expérience la valeur des signes de la fracture du crâne donnés par les anciens ; il reconnaît la fausseté de plusieurs, et les rejette. Il insiste sur l'avantage d'inciser les téguments pour s'assurer de l'état du crâne. Les tumeurs sanguines qui surviennent à la tête des enfants, dans les accouchements où elle a été froissée ou contuse ne lui ont point échappé, non plusque le remède qu'elles exigent quelquefois, mais rarement, l'incision des téguments (2).

Après avoir indiqué les diverses espèces de fractures, il établit, contre le sentiment de PAUL d'ÉGINE, la réalité des contre-coups, soit à l'os opposé, soit à une partie du même os, autre que celle qui a été frappée, soit enfin, à la table interne, l'externe demeurant entière ;

---

(1) Livre xviii, chap. xxvi.
(2) Livre x, chap. v.

et toujours l'expérience vient à la suite du rai-
sonnement. Il reconnaît tout le danger de la
commotion du cerveau, qui lui paraît causer
les mêmes accidents que la fracture du crâne
avec épanchement, tant il est difficile de dis-
tinguer ces accidents, qui diffèrent cependant
dans les deux cas, mais se confondent souvent
les uns avec les autres. Il nous donne, à ce sujet, les histoires de la blessure funeste du Roi
Henri ii, et de celle, plus heureuse, du duc de
Guise, devant Boulogne; tant y a, dit-il, à
l'occasion de cette dernière qu'*aucuns meurent
de bien petites plaies et les autres réchappent de
très-grandes* (1). L'os est-il brisé en plusieurs
pièces, il veut que l'on ménage les plus grandes,
qu'on se contente de les relever et de les re-
mettre en place si elles adhèrent encore au
corps de l'os; il propose à cet effet un élévatoire
de son invention. Il est évident, par ce qu'il dit
des suppurations du foie, qui sont si souvent la
suite des plaies de tête, que, de son temps
comme après lui, les avis ont été partagés sur
la cause de ce singulier phénomène : Paré l'attribue au refoulement du sang vers ce viscère
inerte et mou, et à la congestion qui en est la

____

(1) Liv. x, ch. ix.

suite, opinion qui, comme on le voit, s'éloigne
peu de celle de BERTRANDI. Il expose clairement,
et mieux qu'aucun de ses prédécesseurs, les in-
dications et contre-indications du trépan, et
propose une addition utile, renouvelée par Bi-
CHAT, à l'instrument ordinaire, un chaperon
mobile qui empêche que les dents de la couronne
ne blessent la dure-mère (1). Il incise hardiment
cette membrane s'il soupçonne qu'elle recouvre
un fluide épanché, et prouve, par plusieurs
exemples, que les plaies avec perte de substance du cerveau, ne sont pas nécessairement
mortelles; enfin, il osa, novice encore, appliquer le cautère actuel à une carie du crâne (2).
C'est dans son livre que nous trouvons la première mention du trépan exfoliatif (3).

Aucun auteur, avant PARÉ, n'avait fait mention des plaies de la langue; les praticiens vul-
gaires hésitent et tâtonnent quand le cas qu'ils
ont sous les yeux sort des règles ordinaires;
pour lui, il vit de suite la meilleure conduite à
tenir en celle-ci : Il rapproche, maintient par
plusieurs points d'aiguilles, et appuie de trois
observations, qui lui sont propres, cette prati-

---

(1) Livre x, chap. xx.
(2) Livre x, chap. xxii.
(3) Livre x, chap. v.

4

(1), *qu'il n'avait vue en aucun livre, ny ouïe d'aucun précepteur*, et que l'ingénieux bandage de PIBRAC n'a pu remplacer. Plus loin, il nous raconte comment un villageois, que la perte de cet organe avait privé de la parole, trouva, par hasard, un moyen fort simple d'articuler des sons. Sans connaître le canal excréteur de la glande parotide (2), il sut, par une application méthodique des escarrotiques, opposer une digue à l'écoulement continuel de salive, qui est la suite de son ouverture (3). Il imagina de dénaturer une affection herpétique chronique de la face, chez une demoiselle, par l'application d'un vésicatoire sur la dartre même. Sa grande expérience le mit à même de répandre un nouveau jour sur les plaies de la gorge et de la poitrine ; il apprécie avec justesse, et d'après les connaissances anatomiques les plus exactes, leurs différents degrés de gravité ; lorsque les dernières sont pénétrantes, il indique, pour l'avoir éprouvé, l'inconvénient des injections composées de substances amères et purgatives, telles que l'aloès, par exemple. Un

---

(1) Livre x, chap. xxviii ; livre xxiii, chap. v.

(2) Il ne fut réellement reconnu pour ce qu'il est qu'en 1660, par Stenon anatomiste danois. *V.* Portal, *histoire de l'anatomie*, tome iii, page 164.

(3) Livre x, chap. xxvi.

gentilhomme s'étant coupé la gorge, son do-
mestique fut arrêté, comme prévenu d'assassinat;
PARÉ, appelé au secours du blessé, qui était
privé de la voix, sut la lui rendre en approchant
les lèvres de la plaie, ce qui lui permit de justifier son valet de l'accusation qui lui était
intentée. Plusieurs lésions considérables de la
trachée-artère, qu'il vit guérir heureusement,
l'ayant rassuré sur le danger de ces plaies, il
adopte et conseille l'ouverture de ce conduit
pour donner passage à l'air, dans les cas de suf-
focation imminente. On lui saura gré de cette
résolution, si l'on remarque que la bronchoto-
mie, imaginée à Rome, sous le règne de l'empereur Adrien, était restée à peu près oubliée
jusqu'au temps de PARÉ, que BENIVIÉNI (1) et
BRASSAVOLA (2), en ITALIE, la rappelèrent, et,
comme lui, encouragèrent les chirurgiens à
l'entreprendre.

Le monument le plus durable que PARÉ ait
élevé à sa gloire, est son traité des plaies d'arquebuses, l'un des premiers qui ait paru en
France sur cette matière; c'est par cet ouvrage
qu'il débuta dans la carrière, laissant loin der-
rière lui ses prédécesseurs; quelques contem-

---

(1) *De abditis morborum causis.*
(2) *Comment. in hipp., de victus ratione in acutis.*

porains y marchèrent sur ses pas, mais un plus grand nombre voulurent en effacer jusqu'aux traces, et l'on vit une foule d'athlètes, sans nom et sans vigueur, se ranger sous les bannières de ses injustes persécuteurs. Quarante ans d'exercice, à la suite des armées, lui permirent de perfectionner encore ce traité. L'illustre auteur y démontre, par des expériences sans réplique, que la poudre à canon n'est point vénéneuse, et que les corps lancés par elle ne brûlent point. Il donne les raisons véritables des phénomènes que présentent ces sortes de plaies, et montre les causes des suites fâcheuses qu'elles ont quelquefois, savoir : la contusion, l'ébranlement et le désordre qui s'étendent au-delà du lieu frappé. Il proscrit la pratique, aussi cruelle que pernicieuse, de la cautérisation, qui était encore en usage ; il établit, comme base du traitement, les incisions et l'emploi des suppuratifs émollients, et crée ainsi la méthode actuelle, à laquelle tant de braves ont dû leur salut depuis cette salutaire réforme.

La présence des corps étrangers, de figure et de consistance diverses, complique fréquemment les plaies dont il s'agit ; dans la recherche de ces corps, le doigt lui paraît, avec raison, le meilleur instrument investigateur, *le sentiment où le tact est plus certain*, dit-il ; il imagine pour

les extraire plusieurs instruments utiles : situa-
tion du membre blessé, bandage, intervalles
convenables entre les premiers pansements,
médicaments variés, selon la constitution des
saisons, régime, rien n'est oublié. Dans les
blessures graves des extrémités il a connu ou signalé l'avantage du bandage compressif, négligé
en suite, puis remis en crédit par GENGHA, THE-
DEN et DESAULT; et toujours, des histoires con-
tées avec cette naïveté qui fait le charme des
écrits de PARÉ ; confirment les préceptes, et en
interrompent agréablement la suite.

Il avait observé le singulier phénomène connu
sous le nom de vent du boulet (1), sans en connaître la cause, qu'il attribuait, comme le fait encore
le vulgaire, à la pression subite de l'air; ne l'en
blâmons point; nous avons vu de nos jours encore
les chirurgiens militaires et les physiciens, divisés
d'opinion sur la cause des désordres cachés et
quelquefois terribles qu'on observe en ce cas. Le
plus grand nombre a prétendu, avec raison, qu'ils
sont l'effet du contact réel du boulet, par un
ou plusieurs points de sa circonférence, sur des
parties qui lui offrent une résistance inégale et
proportionnée à leur densité et à leur élasticité;

---

(1) Deuxième discours sur le livre des plaies d'arquebuses
(arco baxo , arc percé).

tandis que d'autres, en plus petit nombre, les attribuaient au fluide électrique, dont ils supposaient, qu'en certains états de l'atmosphère, le projectile se surcharge dans sa course, pour le transmettre au premier corps électrisé en moins, près duquel il passe à une distance assez petite pour que la décharge ait lieu : aujourd'hui on est fixé sur ce point.

Les principes de PARÉ avaient été attaqués avec autant d'aigreur que d'injustice par GOURMELEN, qui, transfuge de la chirurgie, enseignait aux écoles de médecine un art qu'il ne s'était pas senti capable d'exercer (1) ; aux plus détestables arguments il joignit la calomnie, pour persuader que le traité des plaies d'arquebuses n'était qu'une copie de ceux de FERRI, de MAG-

---

(1) D'abord chirurgien à Paris, il se fit ensuite médecin, et devint en 1564, doyen de la faculté : il publia en 1566 son *synopseos chirurgiæ libri* vi, où il maltraita Paré, et en 1580, une autre compilation des ouvrages des anciens médecins sur la chirurgie, mauvais livre que Germain Courtin traduisit en français, et qu'il intitula le *Guide des chirurgiens*. Les leçons gothiques de Gourmelen lui avaient néanmoins fait une certaine réputation de savoir, puisque Henry III le nomma en 1588 professeur au collége royal à la place d'Akakia (Martin Akakia). C'est là qu'il débitait ses paradoxes, et qu'il exhalait son humeur et son dépit contre Paré ; ses ouvrages sont oubliés, et son nom est presque devenu une injure.

ci, de ROTA et de BOTAL. Si PARÉ daigna répondre à cet odieux critique, ce fut moins encore pour le plaisir de le confondre, qu'afin de prémunir les jeunes chirurgiens contre les erreurs qu'il débitait, et les maintenir dans la bonne voie. En effet, nous avons vu que PARÉ publia, pour la première fois, son traité en 1545, de sorte que, loin d'avoir copié ses prédécesseurs, presque tous cautérisateurs, il pourrait au contraire, avoir été copié par quelques-uns de ceux que l'on a cités comme ayant écrit avant lui, et notamment, par Barthélemi MAGGI, dont le livre sur les plaies d'armes à feu, ne fut publié par son frère qu'en 1548, ou même en 1552, et ne fut connu de PARÉ qu'en 1566, lorsqu'il eut à repousser les outrages et la calomnie de GOURMELEN, qui était le véritable plagiaire de l'auteur italien, ainsi que le démontra l'illustre persécuté (1). De même ROTA et BOTAL, dans les traités desquels l'auteur de l'histoire de l'anatomie et de la chirurgie prétend qu'il puisa le sien, ne les firent imprimer, l'un qu'en 1555, et l'autre qu'en 1560; et, à cette époque, il y

---

(1) *Apologie touchant les plaies fuites par arquebuses*, livre xi, chap. xv. Il nous a donné une description de la pourriture d'hôpital, de ses ravages, et en a connu la cause, une sorte d'empoisonnement miasmatique favorisé par l'humidité.

avait déjà eu deux éditions de celui de PARÉ.
Le temps a fait oublier ces injustices, et la supé-
riorité incontestable avec laquelle PARÉ a traité
cette partie essentielle de la chirurgie des armées, les heureux changements qu'il y a intro-
duits, l'ont justement fait proclamer le prince
des chirurgiens militaires.

C'est le propre des grandes découvertes d'éton-
ner par leur simplicité, une fois qu'elles sont faites;
la difficulté est de les faire. Il semble qu'il n'y avait
qu'un pas du précepte donné, même avant GA-
LIEN (1), et par lui-même, de lier vers leurs racines
les vaisseaux, soit avant de procéder à l'amputation des membres, pour se rendre maître du sang;
soit, lorsqu'ils étaient ouverts par quelques
blessures; à la ligature de ces mêmes vaisseaux
après l'amputation; et ce pas, néanmoins, personne ne l'avait fait; on continuait d'opposer à
l'hémorrhagie l'application infidèle autant que
cruelle des fers ardents. PARÉ, lui-même, con-
fesse avec regret et repentir avoir suivi, dans sa
jeunesse, la pratique commune; mais il en sen-

____

(1) Par Archigènes et par Celse. On connaît l'obscurité du
texte de ces deux auteurs relativement à la ligature des vaisseaux, et les commentateurs ne l'ont guère éclairci. Voyez
Archigènes, *de amputandis partibus*, dans la collection de Ni-
cetas, par Ant. Cocchi, page 156. Et Celse, livre v, chapitre
XXVI, n° 21.

tit bientôt l'incertitude et le danger, et son génie inventif lui indiqua de quelle réforme elle était susceptible. Après avoir mûrement réfléchi sur ce point, et en avoir conféré avec quelques confrères savants, il fit l'essai de sa nouvelle méthode, en tenant toutefois les cautères tout prêts, pour y recourir si la ligature lui manquait (1). Quelle dut être la joie de ce grand homme quand un succès complet le confirma dans l'opinion que ce moyen simple et facile pouvait remplacer efficacement la cruelle application du feu, dont le moindre des inconvénients était de laisser après elle des plaies interminables!

Il n'est pas constant si, dans ses premiers essais, PARÉ employa la ligature immédiate ou l'aiguille ; nous sommes portés à croire qu'il se servit d'abord de cette dernière, et que ce n'est que par la suite qu'il perfectionna sa méthode, en saisissant avec le bec de corbin et en attirant hors des chairs les extrémités des vaisseaux, qu'il liait avec un fil double. L'amputation faite, il veut qu'on étende le membre ; les vaisseaux se manifestent mieux, pour plus facilement les *pincer, tirer* et *lier*. Qu'a-t-on fait de mieux sur

---

(1) Livre xII, chapitre xxxv.

cette méthode? « *et crois que nul praticien ne l'a* *encore dictée ni inscrite, au moins que je sa-* *che* (1). » Ce mode de ligature était-il impraticable par la trop grande rétraction des vaisseaux, ou avait-il manqué par quelque cause que ce fût, alors il recourait à l'aiguille ; il la passait de chaque côté de l'artère, en embrassant quelque peu de chairs et une étendue de peau d'un travers de doigt, puis il nouait le fil à l'extérieur sur une petite compresse. « *Tu pourras, dit-il,* » *s'adressant au lecteur, trouver cette manière* » *de pratiquer assez obscure et mal intelligible ;* » *mais tu dois considérer que c'est chose très-dif-* » *ficile de mettre clairement et entièrement par* » *écrit la chirurgie manuelle, car elle se doit plutôt* » *apprendre par imitation et en voyant besongner* » *de bons et expérimentés maistres.* »

Cette innovation lui parut si heureuse qu'il la regardait comme inspirée par le ciel ; il l'annonça avec sa modestie accoutumée, et tous les ménagements qu'il convient de prendre avec l'amour-propre et les habitudes des hommes, lorsqu'on tente de les corriger et de les éclairer ; vaines précautions ! les clameurs de l'ignorance et de l'envie redoublèrent ; à la tête des détrac-

____

(1) XIIe livre des Contusions et Gangrènes.

teurs de la nouvelle méthode parut encore ce même GOURMELEN; servile imitateur des anciens, il était incapable de suivre le nouvel essor que donnait à la chirurgie notre illustre réformateur, dont il était, d'ailleurs, l'ennemi déclaré; il l'attaqua dans un écrit plein d'injures et de personnalités; taxa ses procédés de témérité, et les présenta comme entraînant des inconvénients plus graves encore que la cautérisation.

PARÉ répondit par une apologie dans laquelle il appuie ses raisonnements de plusieurs exemples authentiques et bien constatés, tirés de sa pratique; il ajoute, pour la justifier, l'autorité des anciens et des modernes, en faveur desquels il se dépouille en vain du mérite de l'invention; car ni les uns ni les autres n'avaient parlé de la ligature des vaisseaux après l'amputation des membres, et la gloire d'en avoir fait le premier l'application à cette opération lui reste tout entière.

Cette discussion fut fort vive et pleine d'aigreur. Les deux partis ne s'entendirent pas toujours, si l'on en croit GUILLEMEAU, qui tenta inutilement de les concilier; il faut se servir du feu, dit-il, si l'on coupe un membre attaqué de corruption et de gangrène, et s'il y a soupçon qu'il reste quelque virulence et malignité aux parties après l'amputation, et la ligature est

préférable si l'amputation a été faite pour toute
autre cause, *ce qui peut accorder facilement,
poursuit-il, deux grands personnages de notre
temps, l'un médecin, l'autre chirurgien, pour
une dispute qu'ils ont touchant ce fait du moyen
qu'il faut tenir pour étancher et arrêter le flux
de sang, agité cette dispute assez invective-
ment l'un contre l'autre, pour ne s'entendre toujours l'un l'autre* (1). L'entreprise était épi-
neuse, aussi ne réussit-il point. PARÉ avait prévu
cette objection, dans sa réponse à GOURMELEN,
en donnant pour règle invariable, d'après CELSE
et sa propre expérience, d'amputer toujours
dans le vif. S'il applique encore le cautère actuel à la suite de l'amputation, c'est sur les extrémités des os, dont des procédés plus métho-
diques n'avaient point encore appris à éviter la
saillie; c'est pour les nécroser et en accélérer la
séparation (2).

On est fâché de voir GUILLEMEAU, ce disciple
favori de PARÉ, sous les yeux duquel il avait
souvent pratiqué la ligature avec succès, ne pas
prendre avec plus de chaleur le parti de son illustre maître, et après avoir fait l'éloge de sa
méthode, la négliger ensuite, et trouver *plus*

---

(1) *Œuvres, opérat. de chirurgie*, chap. v, p. 714.
(2) Liv. xii, chap. xxxv.

*sûr de brûler mesmes ès gangrènes quand on re-
tranche tout ce qui est corrompu* (1). Nous ferons
le même reproche à PIGRAI, qui dut son talent
et sa fortune à PARÉ, dont il a d'ailleurs propagé
les bons principes, et dont il n'a parlé qu'avec
respect et reconnaissance. Il n'adopta la ligature
que fort incomplètement, et, soit par crainte,
soit par persuasion, il suivit le système de GOUR-
MELEN, et réfuta ou abandonna la doctrine de
PARÉ.

Pour apprécier les services qu'elle a rendus à
la chirurgie et, par conséquent, à l'humanité,
qu'on se rappelle les accidents nombreux qui
compliquaient et prolongeaient la cure après
l'amputation, et qui, presque toujours, prove-
naient des mauvaises manœuvres et des moyens
infidèles employés pour arrêter l'hémorrhagie ;
la saillie des os, les moignons difformes et dou-
loureux, qui en étaient la suite ; la timidité et
l'incertitude avec lesquelles procédaient les premiers maîtres de l'art dans tous les cas qui de-
mandaient de grandes et profondes incisions sur
des parties que traversaient des vaisseaux de
quelqu'importance ; la crainte d'une hémorrhagie, à laquelle ils n'avaient à opposer que des

____

(1) *Opér. de chirurg.* chap. v, p. 714.

moyens, ou infidèles ou cruels, retenait leurs mains. Un vaisseau considérable était-il ouvert accidentellement, ou dans une opération, si une syncope salutaire ne suspendait l'écoulement du sang, la vie bientôt s'exhalait avec lui au milieu de tentatives presque toujours infructueuses pour l'arrêter par des ligatures placées aux membres, la compression, le tampon, les styptiques, la cautérisation. Au moyen de la ligature immédiate, la chirurgie maîtrise aujourd'hui, avec autant de sûreté que de facilité, ces torrents de sang qui effrayaient si justement les anciens, et troublaient leurs opérations; elle en opère avec plus de calme et de précision; de là cette chirurgie transcendante, née, pour ainsi dire, de nos jours, et si voisine de la perfection, en plusieurs points, qu'il est difficile d'y ajouter quelque chose.

Les quatre éléments de Galien et les tempéraments qu'il y fait correspondre, servaient encore à expliquer les altérations diverses, dont les solides et les fluides du corps humain sont susceptibles; il n'est donc pas étonnant que Paré ne nous ait pas laissé, sur les ulcères, une théorie plus lumineuse. Il ne les a guère distingués que par leur siége et leurs signes extérieurs; mais en revanche, il était difficile de donner sur leur pansement des préceptes généraux plus utiles. Ce qu'il dit des inconvénients des pansements trop fréquents, semble avoir servi de texte au prolixe ouvrage de MAGATUS sur cette matière (1). Il défend aussi les abstersions trop fréquentes, l'emploi inconsidéré des tentes; il insiste sur les avantages d'une compression égale et modérée, de la position convenable du membre malade; il recommande, pour hâter la cicatrisation des ulcères simples et des plaies, l'application d'une lame de plomb, usitée avant lui, et dont, en ces derniers temps, on a fait beaucoup de bruit comme de chose nouvelle (2). Enfin, il a connu et signalé la formation des fausses membranes dans les trajets fistuleux (3). Ce que l'on a écrit de mieux sur cette branche importante de la chirurgie, n'est qu'une extension de ces excellents principes.

Malgré l'abus des lacs et des machines généralement répandues du temps de PARÉ, ce qu'il a dit des fractures et des luxations, porte encore l'empreinte de son génie; il établit habilement leurs causes et leur mécanisme : dans les dernières il recommande de n'avoir recours aux instruments et aux machines que lorsque les mains

---

(1) Voir *Apolog. et Voy. d'Hesdin.*
(2) Livre XIII, chap. VII.
(3) Livre XIII, chap. XXII.

sont insuffisantes; c'est le premier pas vers la simplicité à laquelle on a ramené depuis le traitement de ce genre de déplacements. Dans la fracture de la clavicule il a fort bien vu que ce n'est pas l'extrémité sternale qui s'élève et qu'il faut chercher à abaisser, mais bien l'extrémité humérale, entraînée en bas par le poids du bras qu'il faut relever (1), et il indiqua les moyens d'y parvenir, en faisant de l'humérus un levier au moyen d'une pelotte ou grosse compresse ronde placée sous l'aisselle, tandis qu'on rapproche fortement le coude du tronc et en portant l'épaule en arrière ; de sorte qu'il ne restait plus, pour donner au traitement de cette fracture toute la perfection dont il est susceptible, qu'à imaginer un bandage qui conservât cette position, en y ajoutant l'élévation de l'épaule, par le moyen de l'écharpe. Il a, le premier, signalé la fracture du col du fémur, et a donné l'idée d'une méthode de traitement, qui a eu pour partisans des hommes célèbres, mais qui, pour épargner aux malades la gêne du bandage extensif, les expose à une claudication presque certaine (2). Il a connu le décollement des épiphyses.

---

(1) Liv. xv, chap. viii.

(2) *Mémoires de l'Académie royale de chirurgie*, t. iv. p. 630.

On connaît l'histoire de sa fracture de jambe (1) ; en la lisant on ne sait qu'admirer le plus, ou du courage avec lequel il supporta des douleurs aussi violentes, ou de la présence d'esprit avec laquelle il dirigea lui-même les manœuvres nécessaires à la réduction. C'est un modèle de résignation et de force d'âme, et en même temps une excellente leçon sur la conduite à tenir dans les cas de fractures compliquées. Dans celles des extrémités inférieures, dont la cure est quelquefois si longue et traversée de tant d'accidents, il n'est point de petits soins à dédaigner ; le moindre, en apparence, apporte souvent un soulagement marqué à l'infortuné, que son accident condamne à une immobilité longue et pénible. Paré en recommande un très-important, non-seulement dans les cas de fracture, mais encore dans toutes les lésions graves des extrémités ; c'est celui de soulever de temps en temps le membre blessé, de le changer de place pour donner accès à l'air, empêcher qu'il ne s'échauffe, le rafraîchir et prévenir ainsi le prurit et les excoriations. Le vieux mot *flabellation*, par lequel Paré désignait

---

(1) Liv. xv, chap. xxiii.

ce renouvellement de l'air (1), est d'autant plus convenable, que notre langue n'en a pas d'autre à lui substituer. Il est un des premiers qui ait traité de la distorsion des pieds, chez les enfants; et M. A. Severin, qui a parlé plus amplement que notre auteur de ce vice de conformation, faisait cas des moyens qu'il a donnés pour y remédier (2). Il avait observé la rupture du tendon d'Achille (3), qui, plus tard, devait exercer la sagacité de J. L. Petit; le développement des corps étrangers dans l'articulation du genou. Paré a aussi ajouté quelque chose à l'art des bandages, assez peu avancé de son temps; il est incontestable qu'il donna l'idée du bandage à dix-huit-chefs, attribué communément à Guillemeau, qui ne fit que diviser en trois parties chacun des côtés de la compresse en trois doubles, que son maître (4) passait autour du membre.

Paré décrit l'opération de la lithotomie, au grand et au petit appareil; mais, selon l'usage de la plupart des chirurgiens de son temps, il

____

(1) Livre xv, ch. v. Il eût loué l'*hyponarthésie* de M. Mayor.

(2) M. A. Severin, *de absessuûm recondita natura*, liber vi, caput x.

(3) Page 259.

(4) Livre xiv, chapitre iv.

ne la pratiquait pas, et l'abandonnait à une classe particulière d'opérateurs (1). Il y avait, en effet, peu de succès à espérer des procédés défectueux et incertains par lesquels on l'exécutait avant les travaux de Colot, de Franco, de Pineau.

Malgré l'estime qu'il professait pour le médecin Rousset, il eut peine à croire à tout ce qu'on disait des succès réitérés de la section césarienne sur le vivant (2). Cependant, dans deux cas désespérés, il la fit pratiquer sous ses yeux par Guillemeau; mais l'issue ayant été funeste, il s'est *désisté et rétracté* de cette opération, dit celui-ci, *ensemble tout notre collége des chirurgiens* (3).

Toutes les vues de Paré tendaient à simplifier la chirurgie et à en rendre les procédés plus sûrs et plus doux; mais quand ces derniers avaient été employés inutilement, il n'hésitait pas à recourir aux plus énergiques; Guillemeau nous apprend qu'il appliquait le cautère actuel au sinciput, quelquefois sur la peau entière, d'autre fois après y avoir fait une escarre au moyen de son cautère de velours, contre les

---

(1) Préface au lecteur page 3.

(2) Livre xxiv, chapitre xxxviii.

(3) *De l'heureux accouchement.* Liv. 2, chap. xxviii.

migraines et autres douleurs de tête invétérées, dans l'épilepsie (1). Nous retrouvons dans son livre *xix des carnosités*, le germe de plusieurs procédés et instruments proposés récemment comme nouveaux; par exemple, l'urétrotôme de M. Amussat, la *rape* de M. Segalas, peut-être la sonde d'étain de M. Mayor; écoutez plutôt : « *les convient* (les duretés et carnosités)*, » écorcher et rompre avec une sonde ou verge de » plomb, ayant un doigt près de son extrémité, » des aspérités comme une lime ronde.... On pour-» rait aussi user de quelques sondes propres pour » tel effet, dedans lesquelles il y aura un fil d'ar-» gent, et à l'extrémité d'iceluy une petite ron-» deur qui sera tranchante.* » Après quoi il cau-térisait, consumait avec la poudre de sabine. « *Je te puis assurer que j'en ay fait de belles » cures,* » ajoute-il.

L'art des accouchements, livré à la routine, avait été jusqu'alors peu cultivé par des hom-mes capables d'en apprécier et en diminuer les difficultés; l'on ne trouve guère dans les écri-vains de ce temps, la plupart copistes des an-ciens, que des détails sur la manière d'extraire l'enfant mort du sein de sa mère. Sans ajouter

---

(1) *Œuvres de Guillemeau*, prg. 719 et 723, etc. Liv. XXVI, chap. XXXII.

beaucoup à cette intéressante partie de l'art de guérir, Paré la cultiva avec succès, et appela sur elle l'attention des chirurgiens français à qui il était réservé de la porter à sa perfection ; il est un des premiers, qui ait recommandé et enseigné la salutaire manœuvre de l'accouchement par les pieds ; et qui ait indiqué les vrais moyens de faire cesser les pertes utérines qui précèdent l'accouchement : deux points de pratique de la plus haute importance, et auxquels une multitude de femmes ont dû leur salut. Il avait nié autrefois la possibilité de l'écartement des os pubis (1) ; mais ayant reconnu par la dissection, la réalité de cette admirable précaution de la nature, sur le cadavre d'une femme suppliciée quinze jours après être *accouchée*, il changea d'avis et se rétracta publiquement ; car il n'y a que l'ignorance et la mauvaise foi qui se complaisent dans leurs erreurs réelles ou volontaires. Son livre de la génération contient deux faits rares, l'un d'un placenta farci de calculs, l'autre d'une excision de l'utérus déplacé faite avec succès (2). Un des hommes qui ont cultivé le plus heureusement l'art des accouchements, Levret a trouvé dans la cullière obstétrique de Paré, l'origine

____

(1) *De la génération*. Ch. xiii.
(2) *Ibid*. Ch. xxxvi et xlvii.

du tire-tête de Palfin, dont le forceps n'est en effet qu'une double cuillère.

Tout ce qui a rapport à la science qu'il professait, et dont il reculait les limites, était l'objet de sa curiosité ; il s'était fait un musée dans lequel il conservait des pièces pathologiques intéressantes et une foule d'objets d'histoire naturelle rares et précieux. Sa crédulité, dont on lui faisait un reproche, n'allait pas jusqu'à ajouter foi aux merveilleuses propriétés que le vulgaire attribuait à certaines substances telles que la momie, la licorne, le pied d'Elan, les pierres précieuses ; d'accord avec les médecins les plus éclairés de son temps, il mit en évidence la futilité de ces prétendus spécifiques dont la cherté faisait tout le mérite ; sur ce point encore, il éprouva des contradictions de la part de son antagoniste ordinaire, qui trouvait mauvais que PARÉ touchât le moins du monde à ce qui était du ressort de la médecine (1). Ce grand homme ne mit pas moins d'empressement à combattre les erreurs et les préjugés de tout genre, qu'à propager des vérités ; il dévoila les fourberies et les ruses au moyen desquelles les imposteurs simulent di-

____

(1) *Réplique à la réponse faite contre le discours de la Licorne.* Liv. des venins.

verses maladies ou infirmités, et traita savamment plusieurs questions de chirurgie légale, sur l'infanticide, le viol, l'asphyxie par strangulation, submersion, etc. ; il s'occupa longuement des divers moyens par lesquels la prothèse remédie aux mutilations, suites des maladies ou des opérations; il s'est même montré très-ingénieux dans cette partie de la chirurgie dont il n'a pas cru devoir exclure les moyens de réparer la perte des cheveux, ou d'en dissimuler une couleur indiscrète, *argentée*, « *comme font*
» *certaines femmes de peur d'être estimées vieilles;*
» *elles font aussi, ajoute-t-il, plusieurs autres*
» *choses pour tromper les hommes, que je ne veux*
» *icy décrire, de peur d'encourir leur mauvaise*
» *grâce* (1). »

Afin de rendre son livre plus généralement utile et plus complet, selon le goût du siècle, PARÉ crut devoir y insérer quelques traités de médecine et d'histoire naturelle, notamment un traité de la peste, que ses ennemis l'acousaient d'avoir fait traduire de JORDAN (2), et un traité des monstres, dans lequel il faut convenir qu'il mêla sans choix et sans critique, mais

---

(1) Liv. xxiii à la fin.

(2) *Réplique à la réponse faite contre le discours de la Licorne*, page 523.

aussi, sans les garantir, une foule de faits bizarres et mal observés, de récits fabuleux, à beaucoup d'observations curieuses et de faits avérés (1). Il n'ignorait pas que parler aux yeux en même temps qu'à l'esprit, est un moyen assuré d'instruire ; aussi, par une libéralité sans exemple jusqu'alors dans un particulier, pour faciliter l'intelligence de ses divers écrits, y joignit-il un grand nombre de figures qui, tout imparfaites qu'elles sont, lui coûtèrent plus de mille écus, (2), somme considérable pour le temps ; des attentions si louables furent méconnues par ceux qui s'étaient fait un système de déprécier toutes les productions et les actions de ce grand homme ; il paraît même que l'un d'eux, peut-être l'odieux GOURMELEN, se permit à ce sujet des railleries indécentes et grossières, auxquelles PARÉ répondit avec le ton de modération et de dignité qui lui convenait, en rappelant l'impudent critique aux bienséances et aux égards dus à son âge : « *Seulement* » *je le prie, dit-il* (3), *s'il a envie d'apposer quel-* » *ques contredits à ma réplique, qu'il quitte les*

---

(1) V. Amb. Paré au 19ᵉ siècle, par J. N. Vallot, docteur en médecine, membre de l'académie de Dijon, année 1835.

(2) *Ibid.*

(3) *Ibid.*

» *animosités, et qu'il traite plus doucement le bon.*
» *vieillard.* » Si Paré crut au démon, aux sorti-
léges et aux prodiges, il eut cela de commun
avec plusieurs hommes célèbres de son siècle ,
et entre autres avec le grand Fernel, ce restaurateur de la médecine française : cette croyance était chez ces hommes religieux, point hy-
pocrites , l'effet d'une grande candeur et d'une
foi entière aux livres saints, dont le témoignage,
souvent invoqué par eux en ce qui concerne
les prodiges et les miracles , leur paraissait irré-
cusable.

Les œuvres de Paré sont semées d'observations instructives, d'histoires intéressantes, nar-
rées avec une naïveté attachante, et qui fait
qu'on les revoit toujours avec un nouveau plaisir; le jeune chirurgien y trouve non-seulement
des préceptes sur l'art auquel il s'est voué, mais
encore des modèles de toutes les vertus qui
distinguent l'honnête homme et le bon citoyen.
On y voit le maître conduire son disciple pour
ainsi dire par la main, dans les sentiers les plus
épineux de la carrière qu'il a parcourue lui-
même avec tant d'éclat; il n'y a pas jusqu'au
ton familier et amical avec lequel il semble
converser avec son lecteur, qui ne plaise et ne
touche; son livre est une véritable clinique :
on y voit ses malades, on assiste à ses opéra-

tions, on entend ses raisonnements et ses leçons. La piété n'était pas une des moindres
qualités de cet excellent homme, *insignem pie-
tate virum*; elle s'y montre à chaque page, et
l'on se sent pénétré de vénération pour lui en
le voyant reporter humblement à Dieu, comme
à l'auteur de tout bien, le savoir qu'il avait
acquis, et les succès qui en étaient le fruit;
c'était enfin le philosophe chrétien dans toute sa
perfection : modération en toutes choses, constance, résignation, oubli des injures, amour du
bien public, bienveillance universelle; telles
étaient les qualités de ce grand homme. C'est
bien à lui que l'on peut appliquer ce mot d'un
autre grand homme, avec lequel il eut plus
d'un trait de ressemblance : « *le médecin philo-
» sophe est égal à un Dieu.* »

Tel est le tableau en racourci et fort impar-
fait des travaux de ce père de la chirurgie française; ils sont à ceux de ses devanciers, ce
qu'est un édifice élégant et magnifique à un
monument gothique. Ses droits à l'immorta-
lité reposent sur deux colonnes inébranlables;
la cautérisation bannie du traitement des plaies
d'armes à feu, et remplacée par une méthode
plus rationnelle et plus douce ; l'application de
la ligature des vaisseaux à l'amputation des
membres. Ces améliorations importantes lui

assurent à jamais les titres de législateur de son art et de bienfaiteur de l'humanité ; l'envie qui s'attacha à ses pas, et qui, en poursuivant sa mémoire, voulut envain humilier l'art qu'il avait élevé si haut, l'envie a dit et répété qu'il avait eu besoin de secours étrangers, pour rédiger ses ouvrages, mais rien n'est plus faux ; les emprunts qu'il fit ne servirent qu'à défigurer ses œuvres en y liant les traités informes qui n'étaient pas dignes d'y être insérés, et dont on voudrait, avec Dehorne (1), les voir débarrassés. Selon la faculté qu'eurent de tout temps les écrivains, il mit à contribution les auteurs tant anciens que contemporains, qui avaient le mieux écrit sur les différents sujets qu'il traita, et il a soin de les citer chaque fois qu'il leur fait quelqu'emprunt important. Parmi les derniers il a particulièrement fait usage des institutions de chirurgie de Tagault, compilation de Vigo et de Gui de Chauliac, assez estimée dans le temps, ainsi que de la matière chirurgicale que le célèbre Houllier ajouta à ce livre ; de quelques articles abrégés de Fernel sur plusieurs points de chirurgie, et de la chirurgie française de Dalechamp, qui lui-même avait beaucoup pris dans les différents traités

_____

(1) *Microtechne*: pag. 254.

publiés par PARÉ. Il avait beaucoup lu, et il n'est pas une page de ses œuvres qui n'annonce une érudition aussi variée que solide. S'il était nécessaire de recourir à l'autorité de quelque contemporain pour prouver qu'il écrivit lui-même, nous citerions celle du vieux Jean Do-RAT, poète de la cour, qui dans des vers plus affectueux que corrects, qu'il mit au frontispice de l'ouvrage de PARÉ, dit expressément, et sans doute pour repousser l'opinion contraire, qu'il rédigea lui-même ses différents ouvrages : « *scribens quoque multa ipse manu super* » *arte suâ.* »

Après lui, l'art sembla rétrograder comme si ses contemporains, qu'il avait devancés, n'avaient pas encore été mûrs pour sa doctrine. La théorie des plaies d'armes à feu, s'embarrassa de nouveau de ces questions sur lesquelles il n'avait pas laissé de doutes (1), et la ligature des vaisseaux après l'amputation ne fut adoptée que par un petit nombre de ceux qu'il avait si souvent rendus témoins de ses succès ; ses disciples les plus intimes, même, ne l'admirent qu'avec des restrictions, et comme par ména-

______

(1) V. Tannegny Guillaumet, *Réplique à la réponse de maître Jacques Veyras sur la réfutation et dispute entre eux débattue ; quant à la nature des arquebusades.* Lyon , 1590.

gément pour la mémoire de leur maître ; ni
GUILLEMEAU, qui traduisit ses œuvres en latin,
ni PIGRAI, son froid abréviateur, ne la pratiquèrent comme il la leur avait enseignée ; ils
s'en tinrent à la cautérisation dans la plupart
des cas. Ce qui est surprenant, c'est que cet
abandon d'une si salutaire méthode se prolon-
gea pendant près de deux siècles au milieu de
tentatives toutes plus ou moins infructueuses
pour y suppléer, jusqu'à ce qu'un praticien
qui acquit depuis une grande célébrité, et dont
la mort prématurée a excité de vifs regrets,
DESAULT, vint la réhabiliter parmi nous (1).

Ces points de pratique, heureusement n'é-
taient pas les seuls que PARÉ eût perfectionnés ;
il avait, pour ainsi dire, créé une nouvelle chirurgie, au moins il en avait fécondé toutes les
parties. Ses préceptes formèrent des hommes

---

(1) Du temps de Dionis, la ligature des vaisseaux n'était
pas encore admise à l'Hôtel-Dieu ; elle ne l'a même été que
long-temps après. Ce fut DESAULT qui, assistant à une amputation qui se fit à Bicêtre, peu de temps avant qu'il fût
chirurgien en chef de la Charité, conseilla ce moyen dont il
paraît que l'emploi n'était pas familier, car le célèbre LOUIS,
qui était présent à l'opération, craignit que les fils ne tom-
bassent trop tôt ; quelque temps après FERRAND l'introduisit à
l'Hôtel-Dieu. Dans le même temps, à peu près, BROMFIELD la
remettait en vigueur en Angleterre.

célèbres qui, plus tard en hâtèrent les progrès ; GUILLEMEAU et PIGRAI, ses élèves et ses amis, Jacques DEMARQUE, HABICOT, DELANOUE, THÉVENIN, et cette foule de chirurgiens plus modernes, qui, doués comme lui du génie chirurgical, comme lui en laissèrent l'empreinte sur toutes les parties de l'art qu'ils traitèrent, tant fut forte l'impression qu'il reçut de ce grand homme. Elle s'étendit jusque dans les pays étrangers où ses écrits pénétrèrent et répandirent le goût de la bonne chirurgie ; c'est à eux que l'Allemagne a dû ses Fabrice de HILDAN, ses SCULTET ; l'ITALIE, ses FABRICE d'Aquapendente, ses MARCHETTIS, ses MAGATI, etc. Ambroise PARÉ, aimé et recherché de ses concitoyens, estimé de la cour, jouissant de la fortune et des honneurs compatibles avec sa profession, vécut aussi heureux que le permettaient ces temps désastreux, et parvint à une vieillesse longue et honorée ; si quelques déplaisirs troublèrent sa vie, ils eurent pour cause les querelles que lui suscitèrent ses envieux ; eh ! pouvait-il n'en avoir pas avec un mérite et des succès si éclatants ! Il ne put échapper à cette triste et malheureuse compensation de la célébrité ; mais on peut dire, à son éloge, que l'animosité n'entra jamais dans son âme, et qu'il ne se livra à ces discussions que pour défendre la vérité et son honneur. Il eut de nombreux amis parmi lesquels il compta la plupart des médécins savants et considérés de son temps, FERNEL, HOULLIER, DUCHÈNE, Laurent JOUBERT, CHAPELAIN, CASTELLAN, et jusqu'à ce docteur FLESSELLES, le plus ardent zélateur des priviléges de la faculté, et qui avait écrit lui-même sur la chirurgie qu'il connaissait bien. Mais ce qui dut affecter plus douloureusement l'âme sensible et généreuse de PARÉ, ce fut de se voir abandonné, persécuté même par quelques mauvais confrères, qui eussent dû se rallier à lui pour le bien de la science et l'honneur de la profession ; il n'opposa jamais à leurs menées que sa constance et la bonté de sa cause. « *Je* » *sais bien, toutefois*, dit-il dans son langage naïf, » *que les chirurgiens qui me doivent prester la* » *main pour me soulever le menton de peur que je* » *n'allasse au fond de l'eau, m'ont voulu plonger* » *la tête pour me faire noyer, m'ont voulu rendre* » *odieux au magistrat civil, à l'ecclésiastique et* » *au populaire ; n'ont laissé pierre à remuer pour* » *me faire chopper s'ils pouvoient* (1). »

Si l'envie et la haine ont persécuté Ambroise PARÉ pendant sa vie, il est devenu pour la pos-

______

(1) *Epitre au lecteur.*

térité l'objet d'une sorte de culte ; elle le lui a voué par l'organe d'un grand chirurgien qui, lui-même fut l'ornement et l'appui du collége de chirurgie, et Louis, en consacrant à PARÉ une table votive, que peut-être il n'eût pas dû lui faire partager, n'a été que son interprète et son précurseur. (1).

Malgré toutes les traverses qu'essuya PARÉ, il jouit pendant un demi-siècle de deux biens difficiles à concilier, le bonhur d'être utile et le plaisir d'être illustre. Quel chirurgien parcourut jamais une carrière aussi glorieuse ! il vécut sous cinq ROIS, et fut premier chirurgien de quatre d'entre eux. Quoique revêtu du titre plus brillant de conseiller et premier chirurgien du ROI, il prenait avec prédilection celui d'ancien Prévôt du collége royal des chirurgiens de PARIS.

Il avait eu d'une union qu'il contracta assez

---

(1) Il la consacra à PARÉ, aux deux FABRICE et à M. A. SÉVERIN, que, malgré leur mérite, nous ne mettons point sur la même ligne que notre grand chirurgien.

Quatuor optimis viris

Artis chirurgicæ facilè principibus

Hanc votivam tabulam

Vovet et consecrat

Eorum cultor nec parcus nec infrequens.

A. L.

tard, plusieurs enfants dont quelques-uns furent soustraits aux dangers d'une dentition difficile par l'incision des gencives qu'il sut leur ouvrir à propos, ainsi qu'il nous l'apprend lui-même (1). En 1599, une de ses filles, madame SIMON, étant sur le point d'accoucher, faillit périr d'une hémorrhagie utérine ; GUILLEMEAU, l'ancien ami de son père, la sauva en l'accouchant de force, ainsi qu'il l'avait vu pratiquer à son respectable maître en pareille circonstance (2) ; ce grand homme n'était plus ; il mourut le 20 décembre 1590, âgé de quatre-vingts ans (3) ; il fut inhumé dans l'église Saint-André-des-Arcs, au bas de la nef, près du clocher, ainsi que portent les registres de cette paroisse.

« Bonum virum facile crederes magnum libenter (4). »

En 1804, NAPOLÉON, juste appréciateur de tous les genres de mérite, donna mission à M. DE LASUSE, de rechercher à LAVAL les descendants d'A. PARÉ, qu'il eût voulu honorer de ses bienfaits ; mais il ne s'en trouva point ; lors de la révo-

---

(1) Livre XXIV, chap. XCV.

(2) *Œuvres de Guillemeau*, page 318.

(3) *Index funereus*. Plusieurs biographes indiquent sa mort au 23 avril 1592.

(4) *Tacite, de agricola.*

cation de l'édit de NANTES, ses descendants se
réfugièrent en HOLLANDE; il en existe encore
aujourd'hui, me disait-on, en 1830, à AMSTER-
DAM, où on lit au-dessus de la porte de leur
maison ; *habitation des descendants* d'Ambroise PARÉ (1).

En 1812, la société de médecine de BOR-
DEAUX ayant proposé, pour sujet de prix, l'é-
loge d'A. PARÉ, la palme fut adjugée à un
des anciens compagnons d'armes de l'auteur de
ces recherches, feu le docteur VIMONT, mort
il y a quelques années à NANCY, où il vécut
long-temps ignoré, quoique très-digne d'être
connu et recherché pour ses talents et son savoir.

Enfin, le conseil général du département de
la MAYENNE vient de faire plus encore pour la
mémoire de notre PARÉ, en votant une somme
pour l'érection d'une statue à cet homme de
bien, et en invitant tous ceux qui exercent
l'art salutaire à s'associer à cette généreuse et
patriotique pensée.

---

(1) Communiqué par le docteur CLAZEN de Luxembourg.

FIN.